CONSIDÉRATIONS

SUR

les devoirs des Chirurgiens attachés aux Régiments,

PRÉSENTÉES

aux Inspecteurs généraux du service de santé des Armées,

Par J. B. L. MERLE,

Docteur de l'Ecole spéciale de Médecine de Montpellier, et Chirurgien au 4.ème Régiment d'Infanterie légère.

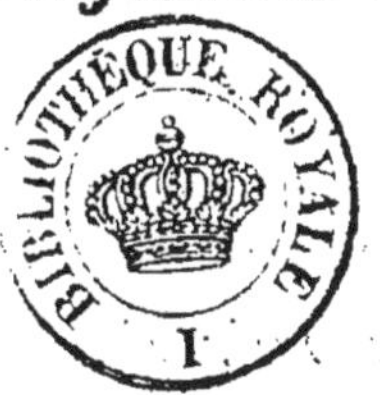

Non ignara mali, miseris suc-
curere disco.
VIRGIL, *Æneïd., lib.* I.

A PARIS,

DE L'IMPRIMERIE DE DIDOT JEUNE,

Imprimeur de l'Ecole de Médecine, rue des Maçons-
Sorbonne, n.° 406.

AN XII. = 1804.

AUX CITOYENS

DESGENETTES et LARREY,

Inspecteurs généraux du service de santé des Armées, membres de la Légion d'honneur.

ENHARDI par les procédés honnêtes dont vous m'honorez, je vous fais l'hommage de cet essai, trop indigne, sans doute, de vous être présenté ; puissiez-vous le voir d'un œil indulgent et favorable ! puisse-t-il être auprès de vous l'interprête des sentiments de respect et de reconnaissance que m'inspirent vos bontés.

J. B. L. MERLE.

CONSIDÉRATIONS

SUR

les devoirs des Chirurgiens attachés aux Régiments.

CONSIDÉRATIONS sur les devoirs des chirurgiens attachés aux régiments.

LA splendeur d'un gouvernement se soutient par la force des armes ; par cette force imposante, il imprime à ses ennemis le respect et la crainte ; par elle, non-seulement il agrandit son empire par des conquêtes, fait retentir au loin le bruit de ses exploits ; mais même il décide du sort des peuples, et tient une place prépondérante dans la balance des événements politiques.

Les soldats sont donc une classe précieuse de citoyens qui doit être un objet constant des sollicitudes du gouvernement ; la patrie reconnaissante leur doit, non-seulement de soigner leur santé quand ils la servent, mais même un asile qui, les mettant à l'abri de la misère, soulage les infirmités d'une vieillesse prématurée par leurs services et leur fasse attendre, exempts de tout souci, le terme d'une carrière glorieuse.

On ne saurait donc confier à des mains indifférentes la santé des hommes les plus utiles à l'état; et le chirurgien qui, investi de la confiance du gouvernement, se voit chargé d'une tâche aussi pénible qu'importante, ne saurait assez se pénétrer des devoirs difficiles et multipliés qu'il a à remplir.

En écrivant ce mémoire, mon but n'est pas de tracer un plan de conduite à tous les chirurgiens militaires; mais convaincu de l'importance des fonctions de ceux attachés aux régiments, j'ai voulu donner quelques documents que m'à acquis mon expérience, depuis que je parcours cette carrière : qu'on pardonne à de bonnes intentions la hardiesse du projet; les savants, à qui je le présente, verront que je suis aussi jaloux, de leur bienveillance que de leurs encouragements.

Des qualités et de la considération des chirurgiens des régiments.

Des connaissances accessoires étendues et profondes, l'étude de toutes les parties de l'art de guérir, des mœurs, de l'éducation, telles sont les qualités que doivent apporter dans leurs emplois les chirurgiens attachés aux régiments.

Il est indispensable qu'ils aient des connaissances accessoires ; qu'ils aient étudié toutes les parties de l'art de guérir ; et qu'ils connaissent surtout l'homme militaire : en effet, ne sait-on pas que l'étude de la science de l'homme requiert des connaissances de toutes les autres sciences ? l'expérience ne démontre-t-elle pas que les maladies internes sont celles que le chirurgien voit le plus, surtout en temps de paix, et sans le secours des sciences physiques, chimiques et mathématiques ? comment reconnaîtra-t-il la position d'un pays ? comment s'assurera-t-il des qualités alimentaires des productions de son sol ? comment connaîtra-t-il la nature des eaux qui l'arrosent ? comment s'assurera-t-il de l'influence de l'atmosphère sur la santé, influence qui tient à des variations infinies ?

Par ses bonnes mœurs, le chirurgien placé comme au milieu d'une nombreuse famille, sera l'exemple des vertus, mettant, dans ses fonctions, toute la délicatesse et le désintéressement qu'elles requièrent.

Par état, sans cesse auprès de l'homme souffrant, son éducation lui inspirera de la patience, de la complaisance et de l'assiduité ; bon avec dignité, actif, discret même quelquefois, il s'attachera, par ces moyens, la confiance, mais même imprimera la vénération.

L'emploi des chirurgiens-majors, dit Groffier (1), date de l'institution des régiments ; l'ordonnance du 2 mai 1781, établit leur manière d'être dans les corps, leurs droits et leurs devoirs ; cependant elle a laissé de grandes lacunes.

Des ordonnances antérieures, des loix et des réglements postérieurs, des instructions du ministre de la guerre et du conseil de santé, prescrivent encore quelques-uns de ces devoirs ; mais combien en est-il sur lesquels on a gardé le silence ; il faut donc que les chirurgiens s'en imposent une multitude que les lois ne leur prescrivent point.

« La considération personnelle, (continue » Groffier) dont jouissent les chirurgiens des » régiments, est dépendante du hasard, et su- » jette à des vicissitudes. » Cela n'est vrai que pour l'exercice de notre art dans la société ; mais dans l'état militaire, celui qui apportera les qualités que nous avons dit devoir être exigées de lui, sera généralement considéré, et cette considération n'aura certainement pas de vicissitudes à craindre : que par un caractère affable et des principes d'humanité, que par les qualités de l'esprit et du cœur il fasse ressortir les connaissances de son art, il imprimera une considération générale.

____

(1) Encyclop., méthod., art. milit.

La guerre de la révolution, vu la pénurie de sujets, avait introduit, aux armées et dans les régiments, bien des hommes ignares qui n'avaient fait que discréditer ces emplois, et en avaient même anéanti la considération : des organisations provisoires avaient apporté quelque amélioration ; mais devenues très-fréquentes, les dernières détruisaient l'ouvrage des premières. Cet emploi n'ayant aucune stabilité, et ne présentant rien que de précaire, n'excitait que très-peu, ou point d'émulation dans celui qui l'occupait. La loi du 9 frimaire an 12, a calmé toutes les sollicitudes, en détruisant les vices des organisations précédentes ; elle fait rejaillir de la considération sur cet emploi, par les qualités qu'elle exige de celui qui doit l'occuper, et par l'existence honnête qu'elle y attache ; il importait sans doute de statuer définitivement sur le sort de cette classe d'hommes, que tant de services, de marques de zèle et de dévouement, signalèrent dès le commencement de la guerre.

Je vais maintenant analyser tout ce qui, dans les ordonnances, réglements et instructions ci-dessus mentionnées, est relatif aux fonctions des chirurgiens des régiments, que je divise : 1.º en fonctions en garnison ; 2.º fonctions en route ; 3.º fonctions en temps de guerre.

Je vais, en commençant par les fonctions en garnison, le conduire jusqu'à la revue de l'inspecteur général qui est un examen par ce dernier, de la manière d'être du corps et de tout ce qui s'est passé dans l'année depuis la revue précédente.

Fonctions des chirurgiens des régiments en garnison.

Un régiment arrivé à la garnison qui lui est assignée, prend possession du quartier ; chaque bataillon, chaque compagnie se loge suivant le rang que lui prescrivent les diverses ordonnances; les officiers se logent dans des pavillons s'il y en a, ou bien tout auprès du quartier.

Les soldats mariés, les blanchisseuses, conformément à ces mêmes ordonnances, occupent les chambres au rez-de-chaussée, et n'occupent les étages supérieurs à moins que le rez-de-chaussée ne soit composé que des écuries ; des mesures d'ordre et de propreté commandent ces dispositions.

Le régiment est quelquefois obligé de se loger chez l'habitant quand les casernes sont occupées par d'autres troupes, mais ces cas sont rares.

Tout étant ainsi disposé, le chirurgien doit se loger aux environs du quartier, doit donner connaissance de sa demeure aux adjudants et aux sergents-majors , pour qu'on puisse le trouver dans des cas extraordinaires (1).

---

(1) Régl. du 24 juin 1792, art. 47.

Ici commencent ses honorables fonctions ; dès-lors il se rappellera que c'est à lui que la patrie a confié la santé de ses braves défenseurs ; que c'est à lui à leur témoigner, par des égards et des soins assidus, tout l'intérêt qu'elle prend à leur sort ; dès-lors ses moments ne seront consacrés qu'à veiller à leur santé et à les préserver des maladies.

Il prendra d'abord des notions topographiques sur le pays ; suivant les préceptes du père de la médecine (2) , il examinera s'il est sur un terrain enfoncé et dardé par les rayons du soleil ; si, au contraire, il est élevé et froid, s'il est nu et aride, arrosé et fertile ; il s'assurera des qualités alimentaires de ses productions ; l'analyse des sens, la bonne ou mauvaise santé des habitants lui serviront à asseoir ses jugements. Il en usera de même pour connaître la nature des eaux, il induira qu'elles sont salubres, si elles sont courantes, si leur lit est profond, si elles reçoivent le mouvement par l'impulsion des vents ou de quelque météore ; il les proscrira, au contraire, comme mal saines, si elles sont stagnantes ou peu courantes, si elles coulent sur un limon glaiseux, si elles sont étendues en surface et non en profondeur, et si sur leurs rives croissent des végétaux qu'elles décomposent.

____

(1) Hippoc. de aëre, *locis et aquis.*

Ayant pris ces notions générales, il en viendra à examiner la position du quartier, visitera les prisons et salles de discipline, il analysera l'eau des puits et citernes. Le jugement qu'il aura porté sur les eaux qui arrosent le pays, pourra ici lui être d'une grande utilité; mais pour en connaître plus rigoureusement la nature, il emploiera l'analyse chimique ; l'aréomètre de Beaumé lui fera connaître leur pesanteur; par l'analyse avec les réactifs, il s'assurera de leur pureté ou de leurs combinaisons avec des terres calcaires.

Telles sont les considérations générales qui serviront de base au chirurgien des régiments, pour raisonner sur les moyens qui peuvent influer sur la santé des soldats en garnison. Son corps est sa famille, il ne saurait prendre trop d'intérêt à sa conservation.

Je passe maintenant aux devoirs particuliers que lui prescrivent diverses ordonnances ou règlements, ou ceux qu'il est le plus souvent obligé de s'imposer lui-même.

Visite du chirurgien au quartier ; infirmeries régimentaires.

L'ordonnance du 24 juin 1792, prescrit au chirurgien des régiments de se rendre tous les matins, à huit heures, au corps-de-garde de

police ; là, il rassemblera les rapports écrits
qu'auront laissés les sous-officiers de semaine,
portant le nom des hommes malades, l'indica-
tion de leur compagnie et de leur chambre ; il
ira visiter ces hommes et décidera s'ils sont dans
le cas d'être envoyés à l'hôpital, ou traités aux
casernes.

Les commandants des compagnies lui feront
présenter les convalescents, il décidera s'ils
doivent reprendre leur service, ou si une
exemption leur serait nécessaire jusqu'à un parfait rétablissement.

Il fera droit aux réclamations de ceux qui,
pour des maladies légères, auraient besoin de
quelques jours de repos ; qu'il soit en garde dans
cette circonstance contre la paresse, qui fait
alléguer des maladies, qu'il examine si les soldats qu'on lui présente sont anciens et zélés pour
leur service, qu'il les distingue des recrues et
de ceux qui n'y apportent que de la noncha-
lance et de la mauvaise volonté. Juste dans ses
décisions, bon avec dignité, qu'il y apporte la
dernière sévérité.

S'il juge à propos d'accorder une exemption,
le règlement du 24 juin 1792, art. 46, tit 2,
lui prescrit comment elle doit être faite ; il faut
qu'il spécifie si c'est de service ou d'exercice
qu'il exempte, ou de l'un et de l'autre ; certains
soldats ne pouvant, par leurs infirmités, garder

les positions pénibles que requiert l'exercice, et pouvant, sans les aggraver, faire leur service, et ne pas être ainsi à charge à leurs camarades.

L'ordonnance du 2 mai 1781, dit : « Il est » ordonné aux chirurgiens majors de traiter à » la chambre les indispositions et blessures lé- » gères, et d'envoyer à l'hôpital les hommes » atteints des maux les plus graves. » Elle prescrit la formule du billet avec lequel on envoie le soldat à l'hôpital ; elle veut qu'on dé- taille les remèdes déjà administrés à la caserne. On sent l'inutilité de cette dernière disposition, vu qu'il a été presque toujours très - difficile, pour ne pas dire impossible, de traiter les ma- lades à la chambre, n'y ayant, en outre, aucun fonds effecté à ces traitements.

L'ordonnance du 1.er mars 1768, art. 69, tit. 21, s'exprime ainsi : « Soit dans l'infanterie, » soit dans la cavalerie, on ne gardera dans les » chambres aucun malade, on les enverra à » l'hôpital, à moins qu'ils n'aient qu'une indis- » position ou maladie légère. »

L'article suivant veut qu'à l'égard des galeux, on ne les envoie à l'hôpital que dans le cas où ils seraient attaqués de maladies compliquées, qu'il leur soit assigné une ou plusieurs chambres dans le quartier du régiment, etc.

Le règlement du 24 thermidor an 8, concernant les hôpitaux militaires, prescrit, art. 33 et 34, la manière dont les soldats sont envoyés à l'hôpital, et les formes dont doit être revêtu le billet d'entrée.

Les art. 72 et 75 du même règlement, veulent que les gales et gonorrhées simples soient traitées à la caserne ou sous la tente ; ils prescrivent les temps où ces traitements doivent avoir lieu, et autorisent les chirurgiens des hôpitaux militaires à ne pas recevoir les soldats atteints de ces maladies.

Une décision du ministre de la guerre, du 12 vendémiaire an 10, porte que : « Dans toutes
» les places où il y aura un hôpital militaire,
» et où il se trouvera des dépôts et des déta-
» chements des corps, sans chirurgiens à leur
» suite, les officiers de santé de l'hôpital mi-
» litaire seront tenus de traiter, à la caserne,
» les malades affectés de gale ou de gonorrhée
» simples.

« » Qu'en outre, là où il n'y aura pas d'hô-
» pital militaire, les officiers de santé, attachés
» aux corps quelconques, seront tenus d'avoir
» soin des militaires attaqués de ces maladies,
» attachés même à des corps qui n'auraient pas
» sur les lieux d'officiers de santé. »

L'instruction du conseil de santé, du 24 pluviôse même année, en résumant les anciennes ordonnances et nouveaux règlements, prescrit le mode de traitement des gales et gonorrhées simples.

Elle veut qu'on fasse de fréquentes visites, pour envoyer à l'hôpital les soldats atteints de gale compliquée, et qu'on administre à ceux atteints de gale simple, des secours qui les empêchent de dégénérer; et qu'à cet effet ils soient envoyés dans le local du quartier affecté au traitement de ces maladies.

L'art. 21 de la loi du 9 frimaire an 12, enjoint aux chirurgiens des corps de continuer à traiter à la chambre, à la caserne et sous la tente, les maladies légères.

Il résulte de ces diverses ordonnances ou règlements, que les chirurgiens devront envoyer à l'hôpital les soldats atteints de maladies graves; qu'ils devront traiter au quartier et sous la tente les gales et gonorrhées simples et affections légères.

Anciennement les dépenses affectées au traitement des galeux, étaient un arrangement du chirurgien avec le corps; l'ordonnance de 1768, art. 70, autorisait cet arrangement; dans ces derniers temps on en a agi, à cet égard, de diverses manières, et le gouvernement n'ayant pas statué sur ces sortes de dépenses, elles étaient toujours avancées par les régiments, et portées par ceux-ci en dépenses aux commissaires ou inspecteurs aux revues.

Une décision de l'an 11 voulait que l'hôpital militaire le plus voisin fournît les médicaments sur un état nominatif des galeux, auquel serait annexé une demande de médicaments faite par le chirurgien du corps, certifiée véritable par le conseil d'administration, et visée par le commissaire de guerre chargé de la police de l'hôpital militaire auquel elle devait être adressée.

Cela n'était pas sans inconvénients ; bien des corps se trouvaient souvent éloignés d'un hôpital militaire ; de nombreuses formalités retardaient leurs demandes, et l'on ne pouvait faire venir les médicaments qu'à des frais excessifs, qui surpassaient leur valeur.

La loi du 9 frimaire an 12 a prévu ces inconvénients, en affectant des fonds pour ces dépenses.

Le chirurgien ayant désormais plus de moyens, pourra traiter avec moins d'inconvénients ces maladies légères.

Il devra donc, conformément aux dispositions ci-dessus, choisir dans le quartier un local propre à servir d'infirmerie régimentaire : deux chambres de vingt lits chaque suffiront, dans l'une seront les galeux, dans l'autre les malades atteints de gonorrhées simples et d'affections légères ; une sentinelle à la porte empêchera qu'aucun malade ne sorte sans la permission du chirurgien ; un sous-officier sera sous les ordres de ce dernier, il pourvoira à ce qu'il soit fourni tout ce qui est nécessaire, surtout à ce que les compagnies envoient les vivres aux malades qu'ils ont à l'infirmerie ; il surveillera leur manière d'être ; enfin, étant en second chargé de la police, il sera exempt de tout autre service.

« Les traitements de galeux commenceront, » pour les divisions et armées du Midi, au 1.er » floréal, et se termineront au 1.er vendémiaire ; » pour les armées et divisions du Nord, ils » commenceront un mois plus tard, et finiront » à la même époque. » C'est ainsi que le prescrit le règlement du 24 thermidor an 8, art. 75.

On sent assez que, dans tout autre temps, ces traitements ne pourraient avoir lieu avec autant de succès et sans danger de répercussion.

Les établissements de ces infirmeries présentent sans doute beaucoup d'avantages ; ils présentent aussi des inconvénients auxquels le chirurgien devra opposer une vigilance active.

Les malades, par l'inexactitude de la sentinelle à suivre sa consigne, ou par d'autres moyens, sortent souvent contre son agrément, profitent de cette liberté pour s'adonner à des excès condamnables, et n'éprouvant par là aucune privation, traînent leur traitement en longueur.

On obviera à ces inconvénients ; 1.º en faisant d'abord prescrire à la sentinelle d'exécuter rigoureusement sa consigne ; en faisant infliger une punition sévère à ceux des malades qui , sortis par d'autres moyens, se seraient en outre livrés à des excès ; 2.º en ne laissant aux malades que leurs plus vieux vêtements, pour qu'ils puissent seulement couvrir leur nudité, ayant à leur disposition six capotes ou sarrots pour sortir jusqu'aux fosses d'aisances. Nonobstant ces précautions, le sous-officier, chargé en second de la police , devra , par de fréquentes visites, s'assurer si tout le monde est présent. Le chirurgien , dans les visites du matin et du soir , fera prendre aux malades , devant lui , quelques verrées des tisannes qui leur sont prescrites ; il exigera que les galeux se frictionnent devant lui ; il s'assurera en même temps si les autres malades observent leurs prescriptions.

Quand un soldat sera guéri de la gale , il lui prescrira de désinfecter ses vêtements; cela fait, il le renverra à sa compagnie.

Il enverra de même à leur compagnie ceux à qui l'amélioration de leur état permettra de reprendre leur service.

On pourrait encore admettre, dans ces infirmeries , les convalescents sortant des hôpitaux , jusqu'à leur parfait rétablissement.

Il est déja des régiments qui ont établi des salles de convalescence , où , par de légers sacrifices , des nourritures saines et analogues à l'état des individus , leur sont distribuées ; les rechûtes sont moins fréquentes , et l'humanité arrache souvent à la mort ses victimes.

Les fonds mis à la disposition des régiments, par la loi du 9 frimaire an 12 , font espérer que ces vues philantropiques seront suivies , et qu'on pourra donner à ces établissements la latitude dont ils sont susceptibles.

Divers moyens d'higiène. Propreté intérieure et extérieure des quartiers.

Le chirurgien , outre sa visite du matin au quartier , et le service de l'infirmerie régimentaire , doit s'imposer encore d'autres devoirs très-multipliés , qui tous concourent au but de son institution.

Les moyens de propreté influant sans doute sur la santé , ne devront pas être perdus de vue ; et quoique les officiers des compagnies et de police soient spécialement chargé de leur observation, le chirurgien ne doit pas, néanmoins, le croire hors de sa surveillance.

Il devra visiter les prisons et salles de police , non seulement toutes les fois qu'il y sera appelé par le commandant de la garde de police , pour visiter un malade, mais même plus souvent ; voir si elles sont humides ou resserrées , et en faire son rapport.

Il se transportera aux prisons de la garnison quand il sera prévenu par un sous-officier, qu'il y a un soldat malade, et en fera son rapport. (Ordon. de 1768, art. 10).

Enfin, il veillera à ce que les prisons du quartier soient dans un état de propreté convenable; il indiquera les moyens de les désinfecter, si le cas le requiert.

Il s'assurera si la propreté intérieure et extérieure, prescrite par l'ordonnance du 10 juillet 1791, est strictement observée.

Si ce que prescrit le règlement du 24 juin 1792 (art. 22, tit. 2), et l'ordonnance de 1768 (art. 7, tit. 6), relativement aux ustensiles de cuisine, est également observé avec rigueur; l'importance que ces ordonnances et règlements attachent à l'observation de ces articles, indiquent assez les accidents fâcheux qui pourraient en résulter en la négligeant.

D'après les représentations du chirurgien, on sévira contre ces hommes sans aveu, qui distribuent dans les quartiers des remèdes empiriques.

D'après ses représentations, les gardes de police auront ordre de surveiller que, conformément à l'ordonnance de 1768 (art. 1, t. 19), il ne s'introduise dans les quartiers aucune fille de mauvaise vie, lesquelles, en répandant parmi les soldats toutes sortes de germes d'infection, leur préparent des maux incalculables.

Le règlement du 24 juin 1792 (art. 5o, t. 4), recommande aux soldats l'usage du bain dans la belle saison. Il veut que les endroits soient reconnus d'avance, pour éviter les accidents.

Le chirurgien fera ses observations, indiquera l'heure la plus opportune pour se baigner, désignera quels sont les lieux les plus propres, et quelles sont les eaux les plus salubres.

Par ses repsésentations on pourra, dans les grandes chaleurs, faire distribuer du vinaigre aux soldats.

L'observation de tous ces articles est confiée aux officiers des compagnies et aux officiers de police ; mais pouvant influer essentiellement sur la santé des soldats, que le chirurgien, je le répète, ne les regarde point comme hors du domaine de ses fonctions.

Arrivée des recrues au régiment.

Le mode de recrutement de l'an 11 fait affluer au régiment, pendant divers temps de l'année, des détachements considérables de conscrits ; il en est à qui un heureux tempérament, l'amour de l'état militaire, font supporter sans peine tout ce qu'il a de pénible dans les premiers temps ; il en est d'autres qui, comme arrachés de leurs foyers, arrivent avec des affections nostalgiques profondes.

Qu'on descende, pour un instant, dans le cœur de cet intéressant jeune homme; souvent c'est un père dont la vieillesse et les infirmités réclament les soins de la piété filiale; souvent séparé de celle qui devait embellir son existence, il emporte avec lui les graves impressions d'un amour malheureux.

Que le chirurgien apporte à ses maux des secours consolateurs; que par ses représentations on ait pour lui des égards et de l'indulgence; qu'on lui fasse aimer l'autorité par la douceur, et qu'en tâchant de calmer ses affections morales, on lui rappelle qu'il se doit d'abord à la patrie.

Qu'on lui cite des exemples de tant de braves, qui, comme lui, ayant abandonné ce qu'ils avaient de plus cher, ont volé au champ d'honneur et s'y sont couverts de gloire.

Ainsi le chirurgien, employant tour-à-tour les secours moraux et physiques, pour remplir dignement ses fonctions, s'acquerra des droits imprescriptibles à l'estime et à la reconnaissance générales.

Il doit encore visiter ces détachements le lendemain de leur arrivée. Dans cette visite, chaque recrue sera examiné tout nu, d'abord pour s'assurer de sa conformation, et ensuite, par l'examen des organes, voir s'il est exempt d'infirmités. On ne saurait trop apporter de sévérité dans cet examen ; le rapport en sera fait au colonel, il lui importe de ne point composer son régiment d'une espèce d'hommes qui pourrait en ternir et l'éclat et la gloire.

Conduite des chirurgiens envers les officiers de leur régiment.

Aucune loi ni ordonnance ne trace la conduite ni les devoirs du chirurgien envers les officiers de son corps. Cependant, vivant sans cesse avec eux, il ne doit avoir pour eux que des procédés honnêtes et des manières obligeantes. Il leur doit ses services comme chirurgien et comme camarade. C'est ici le cas de mettre en pratique les préceptes de *Groffier* (encyclop. art. mil.) : que le chirurgien soit donc, complaisant sans faiblesse, prudent sans timidité, et consolant sans trop de sécurité ; par des soins assidus, il doit leur montrer qu'il s'intéresse à leur santé par l'intérêt qu'inspirent l'humanité et l'amitié.

L'expérience dicte un principe qui doit asseoir, dans bien des circonstances, le jugement du chirurgien sur les maladies dont est atteinte cette classe de militaires.

En proie pendant la guerre à toutes sortes

de misères humaines, ils se défrayent pendant la paix ; ce n'est plus au dieu de la guerre qu'ils sacrifient, mais bien aux dieux des plaisirs ; c'est dans leurs jouissances effrénées qu'ils trouvent la source de leurs maladies, et le chirurgien verra chez l'officier, dans bien des circonstances, des maladies rebelles, auxquelles il ne pourra donner pour cause que la maladie vénérienne. Qu'il soit donc en garde contre ce vice, qui se manifeste sous toutes les formes, vu la légèreté des traitements qu'on lui a fait subir, et qui laissent néanmoins dans la certitude de la guérison.

Le chirurgien devra, dans des circonstances difficiles, s'aider des lumières d'autrui ; toujours loyal et désintéressé, il n'exigera rien des peines qu'il s'est données pendant la maladie ; il ne pourra néanmoins quelquefois refuser un libre épanchement à la reconnaissance.

Saison des eaux minérales.

L'établissement bienfaisant des hospices près les eaux minérales, concourt à prouver l'intérêt que le gouvernement prend à la santé des braves qui se dévouent à sa défense ; par cette institution, combien d'entre eux ont éprouvé les bienfaits de ces eaux salutaires, et conservé leurs fonctions dans leur intégrité.

Au 1er. germinal, tous les ans, le chirurgien réunira les militaires qui ont besoin de l'usage de ces eaux, les présentera à l'examen des officiers de santé en chef des hôpitaux militaires, et constateront ensemble la nature de leurs infirmités; leur certificat sera visé par le commissaire des guerres chargé de la police de l'hôpital; il sera formé une liste de ces militaires pour chaque corps, et les listes des corps, réunies, formeront celles de la division.

Le commissaire ordonnateur donnera ses ordres pour que chaque militaire soit rendu à sa destination.

De retour au corps, le militaire apportera un certificat des officiers de santé près les hôpitaux, qui relate l'effet qu'il a éprouvé de l'usage des eaux minérales.

Telles sont, à-peu-près, les dispositions énoncées dans la huitième section du réglement, du 24 thermidor an 8, concernant les hôpitaux militaires, dispositions que le chirurgien devra suivre ponctuellement.

Il est des cas où la santé débile d'un militaire, la nature de ses infirmités, ne lui permettent pas d'entreprendre un long voyage pour se rendre à ces hôpitaux, alors on l'enverra à l'hôpital militaire, faire usage des eaux minérales artificielles. Si c'est un officier qui, sans aller à l'hôpital, veuille user de ces eaux, le chirurgien doit connaître la manière dont on les compose, ou bien qu'il puise dans l'ouvrage du docteur *Duchanoy* des documents sur ces substitutions.

Revue de l'inspecteur général.

Diverses intructions du ministre de la guerre, aux inspecteurs généraux aux revues, établissent la manière de procéder aux revues des régiments ; mais celle du 12 brumaire an 7 est la règle actuelle de leurs opérations : elle s'explique d'une manière plus précise sur la nature de leurs fonctions.

En cette circonstance, le chirurgien a de grands devoirs à remplir ; ces importantes opérations concourent en grande partie à statuer sur le sort des braves qui ont acquis tant de droits à la reconnaissance nationale par leur courage et leur dévouement ; elles concourent, dis-je, à prononcer sur le sort de ceux que la nature a constitués de manière à les priver de l'honorable prérogative de servir la patrie.

Qu'il se pénètre donc bien de la tâche qu'il a à remplir dans cette circonstance ; que ces actes ne soient dictés que par la délicatesse et une conscience pure.

Huit jours avant la revue de l'inspecteur général, le chirurgien devra faire mettre à l'ordre du jour du régiment, que tous les militaires qui ont des demandes à faire pour l'obtention des récompenses nationales, par motif de blessures ou infirmités, ou ceux qui se proposent pour la réforme, ayent à se trouver chez lui pour qu'il puisse constater leur état ; il leur indiquera un temps pour cette opération.

Pour y procéder avec ordre, il aura pris connaissance des lois sur la solde de retraite, et ne prendra pour guide que celle du 28 fructidor an 7, et celle du 8 floréal an 11, de concert avec l'instruction du ministre de la guerre, aux inspecteurs généraux, du 12 brumaire an 7.

Les réclamants rendus chez lui, il examinera dabord ceux qui se présentent pour obtenir les récompenses nationales ; il les visitera avec la plus scrupuleuse sévérité ; il statuera, 1.° s'ils doivent se retirer dans leurs foyers avec une pension ; 2.° s'ils peuvent servir dans les compagnies de vétérans nationaux ; 3°. s'ils doivent être admis à l'hôtel des militaires invalides.

Dans le premier cas, il certifiera simplement qu'ils sont dans l'impossibilité de continuer leurs services, et le conseil d'administration, sur le vœu du militaire, dira dans le mémoire de proposition, au ministre de la guerre, le lieu où il desire se retirer.

En second lieu, en se conformant à l'instruction ci-dessus mentionnée, il désignera pour être propres à servir dans les compagnies de vétérans, les hommes qui, par leurs blessures ou infirmités, seraient incapables de servir dans la ligne.

Dans le troisième cas, il désignera pour l'hôtel des militaires invalides, ceux qui auraient perdu un ou plusieurs de leurs membres, ou la vue, ou qui auraient trente années de service, et soixante ans d'âge. Il est juste que dans l'âge des infirmités, la patrie vienne au secours de celui qui lui a consacré son existence.

Ayant ainsi procédé à cette première opération, il en viendra à la deuxième, et statuera sur la nature des infirmités de ceux qui se présentent pour être réformés.

Qu'il prenne connaissance auparavant de l'instruction du conseil de santé, du 11 germinal an 10, et il verra qu'il ne saurait user de trop de sévérité et être assez en garde contre la supercherie. En effet, il est des militaires dont les sentiments ignobles ne les rendent susceptibles d'aucune noble émulation; on le voit simuler des infirmités, au point de se contraindre pendant des années entières. Le chirurgien, étudiant, autant que possible, les habitudes de chaque individu de son régiment, surveillera sans cesse ceux qui allèguent ces maladies. Tantôt ce sont des accès frénétiques ou épileptiques, des douleurs de toute espèce, des coliques, qu'ils mettent en jeu; leur moralité, l'assertion de leurs

camarades, leurs services, concourent à établir
le jugement du chirurgien; mais qu'il ne s'en
tienne pas là, ces mauvais soldats en imposent,
non seulement à leurs camarades, mais même à
leurs supérieurs, qui attestent de bonne foi ces
infirmités simulées. Je me suis souvent trouvé
en pareille occurrence, et ce qui m'a servi à dé-
masquer le coupable, c'est le détail absurde et
incohérent des symptômes qu'il disait éprouver;
mais, pour plus de rigueur, que pendant l'année
on épie sans relâche ces individus : enfin, pour
ce qui regarde ces dispenses de service militaire,
on se réglera sur les tableaux annexés à la loi du
28 nivôse an 7.

Cette visite étant faite, le chirurgien en établira
les résultats par des attestations.

Ainsi, à ceux qui demandent à jouir des récompenses nationales, il mettra en bas du mémoire de proposition qu'on aura fait pour eux,
conformément à l'instruction du 12 brumaire an 7,
un certificat qui constatera que le militaire est
dans l'impossibilité de continuer ses services,
par suite de telle blessure ou infirmité, et con-
clura qu'il peut faire un service dans les vétérans nationaux, ou être admis à l'hôtel national
des militaires invalides, suivant le cas où il se
trouve.

D'après la loi du 28 fructidor an 7 (art. 36.),
il fera visiter les militaires qui ont seulement des

infirmités , par deux officiers de santé militaires, extraordinairement nommés à cet effet , et étrangers au corps. Ils devront mettre leur signature au bas du certificat, de concert avec le chirurgien du régiment.

Quant à ceux qui demandent à être réformés, il leur fera un certificat très-court, basé d'après le tableau des infirmités, annexé à la loi du 28 nivôse an 7.

Ayant ainsi satisfait à ces devoirs pénibles et délicats le chirurgien attendra le jour de la revue de l'inspecteur général, pour défendre son travail devant ce dernier ; cette revue se passe en plusieurs jours, et successivement l'inspecteur examine la comptabilité, l'instruction. Dans la revue préparatoire, le chirurgien devra, d'après l'instruction déjà citée , se trouver sur les lieux où se passe cette revue, avec les autres militaires qui n'ont pas de place dans l'ordre de bataille ; là il se tiendra avec eux à la gauche du régiment : c'est là que l'inspecteur doit les voir, pour s'assurer de leur existence.

Dans la revue, où ce dernier reçoit toutes les réclamations individuelles, les compagnies sont divisées en sept classes.

La première comprend les hommes qui ont droit à la pension militaire.

La deuxième, ceux de qui les blessures graves

et l'ancienneté d'âge et de service donnent droit à l'admission à l'hôtel des militaires invalides.

La troisième, ceux qui, par leurs blessures ou infirmités, ne pouvant servir dans la ligne, sont susceptibles d'entrer dans la compagnie des vétérans nationaux.

La septième, enfin, présentera les hommes à réformer ; ils seront porteurs de leurs certificats, pour que l'inspecteur puisse en prendre connaissance, s'il le juge à propos.

Dans cette revue le chirurgien le suivra, pour répondre à ses observations.

Ici terminent les fonctions du chirurgien, le régiment étant en garnison. Je vais, en suivant le plan que j'ai adopté, parler de ses fonctions en route, et successivement en temps de guerre.

Fonctions du chirurgien, le régiment étant en route.

Le régiment part d'une garnison pour se rendre à une autre ou à l'armée : ici changent les fonctions du chirurgien. Toujours zélé, toujours actif, il doit aviser aux moyens de préserver le soldat des maladies auxquelles l'exposent la perte de ses anciennes habitudes, la fatigue et le changement de pays.

L'infirmerie se trouvant dissoute, il enverra les malades chacun à leur compagnie, obser-

vant qu'on fasse coucher les galeux ensemble,
pour éviter la contagion ; il doit donner à ceux
qui ne doivent pas se livrer à des fatigues et aux
convalescents, une permission pour monter aux
voitures, observant d'alterner entre eux. Cette
alternative de repos et d'exercice ne saurait leur
nuire, et il en résultera encore que les voitures
des équipages ne seront pas surchargées ; à ceux
qui pourront marcher il leur donnera une permission pour mettre aux voitures leurs armes
ou leurs sacs, ou l'un et l'autre ; il en usera de
même pour les éclopés, ou ceux qui ont des maladies légères.

Il devra, au cas de besoin, avoir sa trousse
et du linge à portée. Quoique dans la marche
comme ailleurs, il ne lui soit assigné aucune
place dans l'ordre de bataille ; sans s'astreindre
à suivre le régiment, il pourra se tenir en avant
ou en arrière, ne fera pas mal quelquefois de
voir si des traîneurs paresseux surchargent les
voitures. Il fera observer aux soldats de se dé-
saltérer pendant la marche, ou bien à la fin des
haltes, et non pas quand elles commencent ; on
sent les dangers qui pourraient en résulter.

Si la marche avait lieu dans les grandes chaleurs, par le conseil du chirurgien on procure-
rait du vinaigre au soldat ; il s'en servirait pour
corriger l'eau ; la poussière, jointe à l'ardeur
du soleil, lui donne une soif ardente : on lui

recommanderait, avant de boire, de se rincer trois ou quatre fois la bouche, pour éviter que l'impression subite de l'eau froide n'occasionnât des suppressions de transpiration.

Les marches de nuit sont dangereuses, outre qu'on prive le soldat du temps où il est accoutumé de se livrer au sommeil; ce dernier, pris pendant le jour, ne répare pas autant les forces; ensuite, pour éviter la chaleur du jour, on tombe dans un inconvénient plus grave, qui est d'exposer le soldat aux émanations pernicieuses de la nuit : un juste milieu sera donc observé entre ces deux extrêmes.

Le régiment arrivé au logement, le chirurgien indiquera, par une affiche au corps de garde, le lieu de son logement; tous les jours de séjour, ou ceux où l'on arrivera à une ville où l'on pourra recevoir les soldats malades dans un hôpital, il y enverra ceux tombés malades pendant la route, et qu'il aura fait suivre sur les voitures; il fera de nouvelles visites des éclopés et convalescents.

Il n'est pas besoin de recommander au chirurgien qu'il doit faire usage de ses connaissances physiques pour observer exactement les variations de l'athmosphère pendant la route, depuis le départ jusqu'à l'arrivée à la nouvelle garnison.

Fonctions du chirurgien en temps de guerre.

En temps de guerre, les troupes sont tantôt cantonnées, tantôt en marche; mais le plus souvent elles sont campées. Dans les deux premiers cas, le chirurgien se rappellera les devoirs qu'il a à remplir, son régiment caserné ou en route ; quant aux devoirs du camp, il devra, dans toutes les opérations militaires auxquelles concourt son régiment, aviser aux moyens de le préserver des maladies endémiques aux armées, ou de diminuer la quantité de ces maladies.

Les Français, par leur manière de faire la guerre, bravent les intempéries des saisons ; c'est en supportant des privations de toute espèce, c'est en surmontant les plus grands obstacles, c'est, dis-je, par cette intrépidité qui tient de l'héroïsme et du prodige, qu'ils ont donné à leur nation cette attitude imposante qui excite l'admiration de l'univers.

Un régiment arrive au camp; on lui désigne une position quelconque : cette position occupée, les soldats mettent leur arme en faisceau, et se répandent en partie dans les environs pour couper du bois, pour construire leur baraque, faire du feu, et se procurer de l'eau. D'après les observations du chirurgien, ces baraques devront être construites en ligne, avec ordre, et à des distances égales, de manière qu'elles

3

reçoivent les impulsions des vents du nord et de l'est : on veillera aussi à ce que les fosses d'aisance soient établies sous le vent.

L'hiver est une saison terrible pour faire la guerre, et si le soldat dans le camp n'éprouve pas aussi souvent qu'en été et en automne la contagion de la dissenterie, il n'en est pas moins en proie à toutes sortes d'affections catarrhales qui se compliquent de malignité. « Plus géné- « ralement, dit *Grimaud* (Cours des fièvres), « la malignité est le résultat de l'impression de « faiblesse que portent les causes matérielles « des maladies sur le principe de la vie. » Ainsi les froids extrêmes, les temps pluvieux de cette saison, les grandes privations, étant autant de causes qui portent une impression profonde de faiblesse sur la vitalité, on sent aisément quelles dispositions ont en hiver les maladies des soldats à prendre des tournures malignes.

Pour prévenir ces dispositions, on recommandera de faire de bons feux : on fera revêtir le soldat d'une capote, on conseillera que les distributions des vivres se fassent exactement, et l'on prescrira au soldat de la modération dans sa manière de vivre.

Il ne sera pas inutile qu'il use, le matin à jeun, d'un peu d'eau-de-vie ou d'une liqueur quelconque, avec un morceau de pain ; l'estomac, ainsi occupé à digérer, les forces se concentreront , et le corps sera moins sensible à l'action du froid.

Ce moyen est recommandable surtout si le camp est dans un site humide et marécageux. dans les temps pluvieux on fera augmenter le nombre des feux, afin que tant que faire se peut, les soldats puissent sécher leurs habits ; les suppressions de transpirations seront moindres, et on évitera des cours de ventre dangereux. Pour obvier aux mêmes maux , on prendra des mesures pour qu'ils aient dans leur sac une paire de souliers de rechange. En outre, pour que le sol ne s'impregne pas d'humidité , on pratiquera des rigoles autour des baraques, les eaux auront un libre écoulement.

En été , la chaleur contrastant avec les émanations fraîches et humides de la nuit, est une une cause matérielle la plus commune de la dissenterie ; elle attaque les soldats de même que les fièvres tierces qui, reconnaissant à peu-près les mêmes causes, se compliquent avec elle.

Le régiment observera les mêmes précautions que ci-dessus dans la disposition du camp. Pendant la nuit, pour entretenir l'équilibre de la transpiration , on entretiendra des feux et on se servira de capotes ; on enverra sans tarder les dissenteriques aux hôpitaux, et pour éviter la contagion , on changera souvent de fosses d'aisance, ayant soin de couvrir de terre celles qu'on abandonne ; on observera la même tempérance dans la manière de vivre, veillant surtout à ce que la maraude ne fournisse pas aux soldats de quoi se livrer à des excès nuisibles. En suivant ces principes de l'higiène, on diminuera sans doute la quantité des maladies, si on ne peut en préserver totalement.

Mais vient le moment où le soldat va se mesurer avec son ennemi ; on entend déja le feu des avant-postes, c'est le signal du combat ; c'est alors, c'est dans ces moments terribles où le soldat se dévoue à sa patrie, qu'il a le droit d'attendre plus d'empressement et de zèle de ceux dont les secours doivent le soulager ; le chirurgien doit suivre son régiment, ayant à sa suite un caisson d'ambulance, organisé de manière à porter les objets nécessaires pour le premier appareil à mettre sur le champ de bataille ; (comme le prescrit la loi du 9 frimaire an 12, art. 24) il se tiendra à portée de donner les premiers secours qui souvent sauvent le blessé d'une mort certaine ; il ne doit pas s'exposer à de dangers imminents qui pourraient priver de ses soins ; mais que ce prétexte ne lui serve pas à se tenir éloigné de l'action là où il ne devrait pas être ; si les chirurgiens des régiments en usaient ainsi, combien ne seraient-ils pas responsables des accidents auxquels donnerait lieu leur absence ; combien, au contraire, existe-t-il de braves qui, dangereusement atteints, ne doivent l'existence qu'au zèle et au dévouement de leur chirurgien. La preuve de cette assertion me fournit l'occasion de citer un trait honorable d'un de mes camarades, chirurgien au régiment.

A l'armée d'Orient, à l'affaire du 30 ventose an 9, le C. Faure, lieutenant à la quatrième demi-brigade légère, fut blessé d'un coup de feu qui lui emporta la cuisse droite ; au moment où il fut atteint, l'armée faisant un moumouvement rétrograde, il restait sur le champ de bataille, dans la cruelle perspective d'une mort certaine, ou par la gravité de sa blessure, ou par le sort qui l'attendait devenant prisonnier : le chirurgien du corps brave les dangers où l'expose le feu de l'ennemi, inspire du sang-froid au blessé par celui qu'il montre lui-même, pratique l'amputation, aidé seulement d'un tambour et de deux chasseurs ; les suites heureuses de cette opération ont rendu cet officier à la vie, il jouit parmi ses concitoyens de l'estime qu'attirent des services distingués et de blessures honorables.

Sans doute les chirurgiens de cette armée avaient de grands exemples à suivre sous les *Desgenette* et *Larrey* qui, dans les soins qu'ils prodiguèrent à nos braves, leur apprirent à regarder avec tranquillité d'ame cette maladie terrible dont eux - mêmes bravèrent tous les dangers.

Après l'action, le régiment retourne à ses positions ou en prend de nouvelles; quelquefois il est obligé de camper au milieu des cadavres. Suivant *Haller* (*Actuar*, *lib.* 5, *sect.* 2), les miasmes des corps, dans l'acte de putréfaction, produisent assez souvent la malignité. Qu'on s'empresse donc de faire inhumer les cadavres dans des fosses de deux pieds de profondeur au moins, et pour corriger les émanations qui s'élèvent de ces corps, qu'on allume des feux qu'on alimentera avec des bois résineux ou aromatiques, et cela deux heures après le point du jour, et qu'on observe surtout de faire ces inhumations sous le vent (1).

On ne négligera pas dans les temps de chaleur, de prescrire le bain aux soldats; l'heure avant le repas du soir est la plus opportune; qu'on leur rappelle que ces bains seraient dangereux pendant la digestion, avant le lever du soleil, et pris dans des torrents d'eau vive; ils seraient mortels dans des moments de fatigue et de grande chaleur (2).

---

(1) Voy. Instruct. du conseil de santé, 18 pluviose an 2.

(2) *Ibid.* 4 floréal an 4.

Telle est à peu près la conduite que doit tenir le chirurgien d'un régiment en temps de guerre. Par de tels procédés il s'acquerra des droits à une éternelle gratitude de ceux à qui la manière de remplir ses fonctions précédentes a inspiré l'estime et la confiance.

Des chirurgiens de cavalerie.

Les chirurgiens attachés aux régiments de cavalerie ont les mêmes fonctions à remplir qne ceux de l'infanterie ; il ne serait point inutile qu'ils eussent des notions de l'art vétérinaire, pour qu'ils pussent être utiles aux artistes chargés de cette partie dans leur régiment.

Devoirs des chirurgiens envers leurs chefs de corps.

Le chirurgien doit compte de sa conduite au colonel ; il doit lui faire des rapports journaliers sur le service de santé du régiment ; il est à présumer qu'il n'est soumis qu'à lui dans le corps ; les intentions du gouvernement paraissent du moins telles, puisque les brevets expédiés en l'an dix aux chirurgiens, portaient qu'ils rempliraient leurs fonctions sous les ordres du chef de brigade ; il convient en effet qu'ils n'aient à répondre qu'à celui qui commande le corps, leurs opérations étant la plupart des actes de conscience, ne sauraient être que du ressort des officiers de santé supérieurs.

Je garde le silence sur les attributions des chirurgiens des régiments ; je renvoie aux raisonnements bien fondés de Groffier (1) ; qu'il me soit permis seulement de dire, qu'on ne saurait assez honorer l'état qui, par les connaissances qu'il requiert, élève l'homme qui l'exerce au premier rang des citoyens.

Ici finit la tâche que je m'étais imposée. C'est à votre indulgence paternelle, CITOYENS INSPECTEURS, que je livre cet essai ; le desir de m'acquérir des droits à votre bienveillance, m'a engagé à tracer ces détails minutieux, auxquels ne vous permettent pas de descendre les augustes et pénibles fonctions qui vous sont confiées ; heureux, si j'ai pu inspirer quelques idées sur le mode de service de santé des corps ! le plaisir d'avoir ainsi coopéré au bien sera ma récompense.

____

(1) Encyclopédie, art militaire.

I